AF401371

ESSAI

SUR LE TRAITEMENT

DES

FIÈVRES INTERMITTENTES,

Par E. DAVET DE BENERY,

Docteur en Médecine de la Faculté de Paris.

* * *

PARIS.

RIGNOUX, IMPRIMEUR DE LA FACULTÉ DE MÉDECINE,
rue Monsieur-le-Prince, 31.

1853

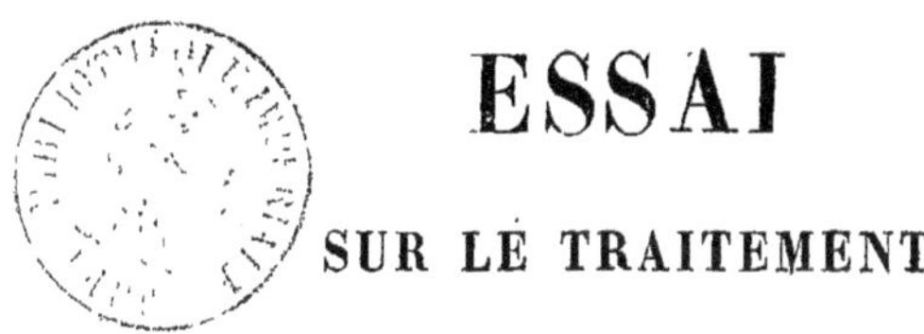

ESSAI

SUR LE TRAITEMENT

DES

FIÈVRES INTERMITTENTES.

Les *fièvres intermittentes* furent connues dès les premiers temps de la médecine, comme le prouvent les livres hippocratiques. Notre intention n'est pas d'étudier ici la pathologie de ces affections, mais seulement de présenter quelques considérations sur leur traitement. Néanmoins les théories sur la nature des maladies ont tant d'influence sur les divers moyens tentés pour leur guérison, que nous ne croyons pas sortir de notre sujet en jetant un rapide coup d'œil sur les progrès successifs de la science pyrétologique.

Les médecins de l'école de Cos attribuent le plus souvent la fièvre à la prédominance de la bile ; ainsi on lit dans le livre *De la Nature de l'homme :* « Les fièvres naissent en grande partie de la bile ; » la fièvre quotidienne y est attribuée à la bile ; la tierce, à la bile en moindre quantité ; la quarte, à l'atrabile. Quelquefois pourtant cette dernière est attribuée à l'altération de la bile, ou bien à l'air qui est renfermé dans le corps.

La différence entre les fièvres et les inflammations, et celle qui existe entre les fièvres continues et les fièvres intermittentes, sont parfaitement établies dans les ouvrages de Celse et de Galien. Ce dernier attribue la fièvre intermittente quotidienne à la pituite, la fièvre tierce à la bile, et la fièvre quarte à l'atrabile; il décrit des fièvres rémittentes correspondantes, causées par les mêmes humeurs.

Les médecins arabes suivirent la même direction; mais, indépendamment des fièvres attribuées à la putridité des humeurs, Ayicenne en admet une qui est due à la putridité du sang.

Les écoles du moyen âge n'apportèrent aucun changement important à cette manière de voir, comme il est facile de s'en convaincre en lisant les écrits de Sylvius, Forest, etc.

Willis devient plus exclusif, puisqu'il n'admet pas de fièvres dues à l'altération des esprits et des diverses humeurs, mais seulement celle qui est due au mouvement déréglé et à l'effervescence du sang.

Dans la dernière moitié du 17ᵉ siècle, Bellini, dans son *Traité des fièvres,* leur reconnaît aussi pour cause l'altération du sang consistant dans un excès de viscosité de ce liquide.

Stahl ne reconnaît à la fièvre d'autre but que de débarrasser le corps de la matière morbifique, par l'exagération des sécrétions et des excrétions.

Ce serait sortir de notre cadre que d'exposer le progrès que représentèrent, pour la médecine anglaise, les descriptions exactes que donna Cullen des fièvres de ce pays. Nous nous bornerons à rappeler que, malgré son talent d'observation et tout le mérite de ses travaux, il n'établit de différence que dans le type entre la fièvre intermittente et la fièvre continue ; il considère la fièvre comme une faiblesse du système nerveux, faiblesse qui joue, par rapport au système sanguin, le rôle de stimulant indirect, d'où résulte l'activité fébrile de la circulation.

En France, Pinel s'efforçait, dans la *Nosographie philosophique,* de simplifier la pyrétologie en fondant toutes les fièvres en cinq types : angioténique, adénoméningée, méningogastrique, adynamique et ataxique. On sait aussi qu'il confond les fièvres intermittentes dans les fièvres continues, comme des variétés d'un même type. Il était donc réservé à l'anatomie pathologique de prononcer d'une manière définitive la séparation entre la fièvre continue et la fièvre intermittente. Les médecins qui ont le plus contribué à cette importante réforme pyrétologique sont MM. Petit et Serres, en assignant d'une manière positive les caractères anatomiques de la fièvre entéro-mésentérique (1813) ; M. Bretonneau et ses élèves, dans la dothiénentérie (1826) ; puis M. Louis, qui eut le mérite de démontrer que les diverses fièvres continues décrites jusqu'alors venaient se confondre dans une forme anatomique unique, la fièvre typhoïde.

Les fièvres intermittentes, alors bien limitées, devinrent l'objet de travaux beaucoup plus précis, dont les plus remarquables sont ceux de MM. Bailly, Nepple, Faure, Maillot, Bonnet, et les intéressantes recherches de M. le professeur Piorry sur le volume de la rate. Ces auteurs ont donné des descriptions très-complètes des différentes formes des fièvres intermittentes ; ils ont recherché avec soin les influences sous lesquelles elles se développent ; mais la nature et le siége de ces affections sont restés un sujet de disputes interminables. La plupart des médecins, en considération des symptômes de l'affection, en placent le siége primitif dans diverses portions du système nerveux. Pour MM. Rayer et Maillot, c'est l'axe cérébro-rachidien ; et c'est le système nerveux ganglionnaire pour MM. Brachet, Worms, etc. etc. Mais, de toutes les localisations de la fièvre d'accès, ce fut celle que lui attribuent MM. Audouard et Piorry qui excita les plus vifs débats.

M. Audouard admet qu'il y a primitivement altération du sang sous l'influence de l'effluve marécageux, que la rate augmente de volume ensuite, et que c'est alors seulement qu'ont lieu les accès intermittents, qu'il fait dépendre de la congestion splénique.

M. Piorry n'admet pas d'altération primitive du sang. Suivant lui, le miasme paludéen produirait directement la tuméfaction de la rate par une sorte d'action élective sur cet organe ; les accès de fièvre intermittente seraient consécutifs à cette lésion.

D'abord l'altération primitive du sang, admise par M. Audouard, échappe à l'analyse, si elle existe ; car MM. Andral et Gavarret, Léonard et Folley, n'ont pas trouvé de changement dans les éléments solides du sang chez les malades pris au début d'une fièvre d'accès ; mais ils ont reconnu que cette altération était consécutive à la fièvre : c'est donc là une hypothèse.

Quant à la tuméfaction de la rate, c'est un symptôme incontestable dans la plupart des fièvres intermittentes ; mais, pour que l'on pût placer la fièvre intermittente sous la dépendance de cette lésion, il faudrait qu'elle existât constamment avant les accès, et que ceux-ci ne disparussent qu'avec l'engorgement. Or ce n'est pas ce que démontre l'observation ; car, dans un bon nombre de cas, l'intumescence splénique ne devient sensible qu'après plusieurs accès, et on la voit persister, quelquefois même augmenter, après leur cessation. Enfin on observe des tuméfactions considérables de la rate qui ne donnent point lieu à la fièvre d'accès ; d'autres fois c'est le contraire. M. Nelet cite une observation de fièvre intermittente causée par une contusion de la rate ; les accès revinrent tant que la rate fut volumineuse, et ils cédèrent avec la congestion splénique à l'action du sulfate de quinine (*Dissertation sur la fièvre intermittente ;* Paris, 1833). M. Nepple, qui exerce dans la Bresse, a observé des cas où l'obstruction splénique n'apparaît que lorsque la fièvre a cessé.

Si nous ne sommes pas fixé sur la nature de la fièvre intermittente, nous sommes plus heureux à l'égard de son traitement. Nous nous occuperons spécialement du traitement de la fièvre intermittente simple, qui est de beaucoup la plus commune dans notre climat, et nous ne ferons qu'indiquer les principales modifications qu'il doit subir dans les autres formes de fièvres périodiques.

Dans la fièvre intermittente simple, il se présente une double indication : 1° on traite les accès, 2° on cherche à en prévenir le retour.

En général, on hâte la fin d'un stade de l'accès en provoquant les phénomènes qui marquent le stade suivant. C'est pour cela qu'il est indiqué de couvrir le malade pendant le stade de froid, de lui faire des frictions, de l'envelopper de linges chauds, et de lui administrer des boissons aromatiques chaudes pour amener le stade de chaleur. On a aussi conseillé la ligature des membres pendant la période du froid, afin de s'opposer à la congestion des viscères ; cette pratique n'est suivie que lorsque les accès ont une grande violence.

Pendant le stade de chaleur, on hâte l'apparition de la sueur en rendant les boissons chaudes légèrement diaphorétiques par l'addition de quelques gouttes d'ammoniaque. On obtiendrait le même résultat en administrant au malade une grande quantité de boissons froides et acidules ; cette manière d'agir a l'avantage de satisfaire le goût du malade, qui, en proie à une soif vive, ne se résigne que difficilement à prendre des boissons chaudes. L'important est de les administrer en grande quantité ; car on sait que, prises de cette façon, les boissons aqueuses simples se placent en tête de tous les diaphorétiques. Cette propriété a été largement utilisée par les hydrothérapistes, et par tous les médecins qui s'occupent de l'administration des eaux minérales. Nous avons vu dans ce cas l'eau de Seltz, additionnée de sirop de groseille, amener rapidement une diaphorèse très-abondante. Lind, Houlston, et Odier, de Genève, conseillent d'administrer l'opium une demi-heure après le début de la période de chaleur ; mais Gausland s'est élevé contre cette méthode, et affirme que, tout en rendant le paroxysme moins long, cette pratique rend la fièvre beaucoup plus rebelle aux agents thérapeutiques.

Pendant le stade de sueur, on continue l'usage des mêmes boissons ; on évite autant que possible de laisser le malade dans des linges humides, ainsi que l'action d'un air froid sur la peau. Une fois l'accès terminé, si le malade en manifeste le désir, on peut lui donner quelques aliments. M. Rayer pense que la diète est plus favorable à l'action des fébrifuges.

Mais la partie importante du traitement consiste à prévenir le retour des accès; ceci nous amène à parler des moyens antipériodiques. Une double question préalable se présente d'abord à résoudre : Doit-on laisser passer un certain nombre d'accès avant de combattre une fièvre intermittente? Doit-on débuter d'emblée par l'emploi des fébrifuges, le quinquina par exemple ?

Quelques praticiens, s'étayant de l'autorité de Galien, Boerhaave, Sydenham, proposent d'attendre le troisième accès, avant d'administrer le fébrifuge. Cette manière d'agir était fondée sur l'opinion erronée que la fièvre n'est qu'un mouvement salutaire de l'économie, propre à débarrasser les humeurs peccantes. Torti a combattu cette méthode, en faisant voir que, dans certaines formes de fièvres, il y aurait un grand danger à attendre le septième accès, parce qu'il pouvait se développer des complications très-graves, et que, dans certains cas, la fièvre pouvait prendre un caractère pernicieux. Il convient donc, en général, de commencer le traitement de la fièvre aussitôt que le diagnostic en est établi. Et c'est chose facile, aujourd'hui que le diagnostic des maladies a été porté, par les signes physiques, à un si haut degré de perfectionnement; on n'aura que bien rarement à craindre d'avoir affaire à une fièvre symptomatique, et si, dans le doute, on jugeait à propos de laisser passer quelques accès pour s'assurer du véritable caractère de la maladie, il faudrait se rappeler que les fièvres intermittentes symptomatiques d'une affection locale à son début tendent à prendre, d'une façon plus tranchée, le type continu, tandis que les fièvres intermittentes légitimes, dont les accès sont d'abord irréguliers, tendent au contraire à donner une apyrexie plus complète et des accès plus franchement périodiques.

Autrefois beaucoup de médecins, préoccupés du rôle des humeurs dans toute fièvre, prescrivaient de commencer leur traitement par une saignée et un évacuant. Cette manière de voir n'est pas absolument dénuée de fondement, car il se présente assez fréquemment dans les fièvres d'accès des complications qui réclament l'emploi de ces moyens. Si le malade a la langue blanche, la bouche amère, de l'inappétence, des envies de vomir, de la céphalalgie surorbitaire, un accablement général, en un mot, le groupe de symptômes qui caractérise l'embarras gastrique, il sera bien de débuter par l'administration de l'ipécacuanha ou de l'émétique pendant l'apyrexie. M. Nepple assure que cette complication existechez les trois quarts des habitants de la Bresse marécageuse atteints de fièvre intermittente. On ne s'étonnera donc pas de la pratique conservée par un certain nombre de médecins de notre temps de débuter dans le traitement de toute fièvre intermittente par un éméto-cathartique. Il n'est pas rare de voir des fièvres encore mal régularisées, disparaître en même temps que la complication. Plus rarement, dit M. Nepple, l'état bilieux s'accompagne d'une véritable inflammation des organes digestifs. Alors le frisson est de courte durée ; il y a souvent des nausées et des vomissements ; le stade de chaleur est très-marqué, et s'accompagne de rougeur de la face et des conjonctives, de céphalalgie, de somnolence, etc. Dans ce cas, comme dans ceux d'inflammation ou de congestion assez forte vers la tête ou la poitrine, il faut avoir recours aux émissions sanguines ; elles doivent être pratiquées pendant l'apyrexie, assez longtemps avant l'accès, à moins qu'une congestion menaçante n'accompagne le stade de chaleur, complication qui exige la saignée immédiate. Mais on peut lire dans Sydenham combien il faut être sobre d'émissions sanguines dans le traitement des fièvres d'accès. C'est dans ces circonstances surtout que Lind donnait l'opium au début du stade de chaleur ; et M⁰ Nepple s'est beaucoup loué de l'administration de quelques gouttes de laudanum pour combattre des douleurs gastriques, des vomissements et des céphalalgies qui résistaient aux saignées générales et à l'application de sangsues à l'épigastre.

Nous arrivons à l'emploi des moyens curatifs de la fièvre d'accès.

Il serait superflu de chercher à démontrer ce qui, aujourd'hui, n'est plus mis en doute, la supériorité du quinquina sur tous les autres fébrifuges; deux siècles et plus d'une expérience judicieuse ont mis cet agent thérapeutique en tête des moyens spécifiques les plus certains.

On fait remonter la connaissance des premiers essais de l'écorce de quinquina à l'année 1638, époque à laquelle la comtesse d'El Cinchon, femme du vice-roi du Pérou, fut guérie à Lima, à l'aide de cette substance, d'une fièvre intermittente qui avait résisté à tous les autres moyens employés alors contre cette affection. Cette dame propagea l'usage de ce médicament, qui prit le nom de *Poudre de la comtesse*. Les jésuites de Lima donnèrent aussi le quinquina aux fébricitants, qui l'appelèrent *Poudre des jésuites*. Ils en envoyèrent à Bome, au général de leur ordre, qui en remit au cardinal de Lugo. Le cardinal en répandit l'emploi; cette circonstance valut au médicament un troisième nom, celui de *Poudre cardinale*. L'emploi du quinquina, en Espagne, date de 1640. En Angleterre, suivant Sydenham, il jouissait d'un grand crédit en 1660. En France, il n'aurait été employé qu'à dater de 1679.

On trouve çà et là quelques remarques sur les principes actifs du quinquina; ainsi Séguin avait observé que le principe fébrifuge du quinquina n'est pas astringent; qu'il ne précipite pas la gélatine, mais qu'il précipite par l'infusion de tan. Deschamp, de Lyon, en avait extrait un sel de chaux, dont l'acide fut isolé par Vauquelin, l'acide kinique. Plus tard, Duneau, d'Édimbourg, était parvenu à en isoler une substance cristalline, qui fut décrite par Gomez sous le nom de *Cinchonia*, sans que l'on connût ses propriétés alcalines. Ce ne fut qu'en 1820 que le quinquina] acquit toute sa puissance d'action par la belle découverte de MM. Pelletier et Caventou, qui en isolèrent les alcaloïdes, en appliquant à cette subtance les procédés suivis par Sertuerner pour l'analyse de l'opium. Suivant ces chimistes, les deux alcaloïdes du quinquina, la quinine et la cinchonine, y existeraient combinés à l'acide kinique; et suivant

MM. Henry et Plisson, ils y seraient en grande partie combinés au rouge cinchonique.

Dans l'étude de l'emploi de ce puissant agent, nous devons examiner quelles sont les préparations les plus efficaces, la forme médicamenteuse qui lui est le mieux appropriée, à quelle dose il s'emploie, quelles sont ses différentes voies d'introduction, à quel moment, pendant combien de temps, et à quels intervalles il doit s'administrer.

Préparations. La première préparation de quinquina qui fut administrée était la poudre. C'est ainsi que Sydenham donnait un électuaire qu'il formait avec la poudre de quinquina incorporée à du sirop d'œillets ou de roses sèches. La poudre est également la base du *bolus ad quartanam* de l'hôpital de la Charité, ainsi que de l'électuaire de Desbois, de Rochefort.

Aujourd'hui M. Trousseau donne la préférence à la poudre, à cause de son prix bien inférieur à celui des autres préparations quiniques; il pense que 8 grammes de poudre de quinine jaune agissent avec autant de certitude pour couper la fièvre, que 0,75 de sulfate de quinine, dose qui correspond à 32 grammes de quinquina jaune de Calisaja.

Les avantages que présente l'extrait alcoolique de quinquina sont dus à ce que, par l'alcool, on a pu en extraire les alcaloïdes fébrifuges, tout en conservant le rouge cinchonique et les autres matières extractives et astringentes, circonstances qui, jointes au peu de solubilité de ces substances, s'opposent à l'irritation des voies gastro-intestinales et à la diarrhée.

Quant au vin, à la teinture, aux différents hydrolés et extraits aqueux de quinquina, ils sont plutôt toniques que fébrifuges.

Parmi les préparations qui fournissent les principes immédiats, nous citerons la quinine brute, qui réunit les avantages de l'extrait alcoolique de quinquina à l'activité du sulfate de quinine.

Anisi l'absence presque complète de saveur amère, suivant

M. Trousseau, permet de l'administrer aux enfants et aux personnes qui ont une répugnance extrême pour le sulfate de quinine.

La préparation la plus généralement employée est le sulfate de quinine : elle a l'avantage de s'absorber facilement, à cause de sa solubilité ; mais, en revanche, sa saveur amère, son action irritante sur les voies digestives, qui produit assez souvent la diarrhée, son prix élevé lui ont fait préférer quelquefois les préparations insolubles. Disons pourtant que son emploi est exigé toutes les fois qu'il est nécessaire d'agir rapidement, et quand son action irritante sur le tube intestinal n'est pas à redouter.

Le valérianate de quinine, découvert par le prince L.-Lucien Bonaparte, agirait, au dire de M. Devay, aussi sûrement au moins que les autres préparations ; bien plus, il leur serait préférable chez les personnes nerveuses et très-irritables.

L'Académie s'est occupée, dans ces derniers temps, de la valeur thérapeutique du tannate de quinine ; mais on n'a pas encore d'expérience définitive à ce sujet.

Quant à la cinchonine et à ses sels, leur activité n'est pas plus grande que celle de l'extrait alcoolique : ils ne présentent aucun avantage dans leur administration, et sont à peu près inusités.

Les sels doubles de quinine et de fer sont réservés pour le traitement de la cachexie paludéenne, ou pour celui de la pyrexie intermittente chez les personnes anémiques ou profondément débilitées.

Formes et doses. La poudre de quinquina se donne à la dose de 8 à 12 grammes en électuaire, simplement incorporée à du miel ou à un sirop aromatique, ou, comme le conseille M. le professeur Trousseau, en suspension dans une infusion de café.

L'extrait alcoolique se donne à la dose de 2 à 3 grammes, soit en pilules, soit en électuaire, soit en suspension dans une potion.

La quinine brute, à la dose de 0,75 centigrammes, peut se rouler en pilules par le ramollissement que lui donne la chaleur des doigts, comme les matières résinoïdes; ou bien se dissoudre dans quelques gouttes d'alcool sulfurique que l'on incorpore à une potion.

Le sulfate de quinine s'administre à la dose de 0,25 cent. à 1 gramme et plus, suivant le type de la fièvre et son caractère bénin ou pernicieux ; en pilules avec un extrait amer, tel que celui de camomille ; en potion ou dans un sirop, en prenant la précaution d'augmenter la solubilité du sel de quinine par l'addition de quelques gouttes de l'acide de ce sel.

Un grand nombre de praticiens recommandables disent être obligés de donner aujourd'hui le sulfate de quinine à des doses doubles et triples des doses primitives; est-ce par suite d'une modification dans la constitution médicale. ou serait-ce un résultat de la spéculation des fabricants? Des faits nombreux nous porteraient à croire que cette dernière cause est la véritable.

Le valérianate de quinine se donne à la dose de 0,20 à 0,30 centigrammes, en pilules, dans un sirop ou une potion.

La cinchonine et ses sels s'emploient aux mêmes doses que l'extrait alcoolique de quinquina, et sous les mêmes formes que la quinine et ses sels.

Voies d'introduction. Quand, malgré les précautions prises pour faciliter l'administration des préparations de quinine, il survient des vomissements, et qu'il est nécessaire d'obtenir une action prompte et intense, il faut recourir à d'autres voies d'introduction que l'estomac. On les donne dans un quart de lavement, après avoir débarrassé le rectum par un lavement ordinaire; on applique des cataplasmes vineux de poudre de quinquina sur les téguments de l'abdomen, des aines ou des aisselles, préalablement savonnés, afin que les matières sébacées ne s'opposent pas à l'absorption. Dans les cas graves, on peut avoir recours aux sels solubles de quinine pour le pansement de vésicatoires; mais cette médication amenant souvent des eschares, il faut en être sobre. On peut encore associer l'opium aux préparations de quinquina pour les sujets chez lesquels il survient facilement des vomissements ou de la diarrhée.

A quel moment, pendant combien de temps, et à quels intervalles faut-il donner le quinquina?

Torti donnait le quinquina à la dose de 8 grammes en une seule fois, immédiatement avant l'accès ou à son déclin. Les inconvénients de cette méthode, qu'a si bien signalés M. Bretonneau, n'avaient point échappé à Sydenham, qui donnait, au contraire, le quinquina à doses fractionnées dans l'intervalle des accès.

Nous transcrivons ici les conseils que donne ce grand médecin pour l'administration du quinquina ; on y trouvera encore quelque chose de l'influence des théories humorales et de la coction du principe morbifique.

« La première attention qu'on doit avoir, c'est de ne pas donner le quinquina trop tôt, c'est-à-dire avant que la maladie se soit un peu affaiblie d'elle-même, à moins que la grande faiblesse du malade n'oblige d'y avoir recours plus tôt ; car si on le donne de trop bonne heure, il sera peut-être inutile et même dangereux, parce qu'il arrêtera tout à coup le mouvement de la fermentation par où le sang cherche à se dépurer.

« La seconde attention est de ne point diminuer par la purgation, et encore moins par la saignée, la matière fébrile ; afin que le quinquina opère plus librement ; car, comme ces deux évacuations dérangent à un certain point l'économie animale, les accès de fièvre reviendront plus promptement et plus sûrement, dès que l'action du quinquina aura cessé. Il me paraît aussi plus à propos de le donner peu à peu et assez loin des accès, que de vouloir couper pied tout d'un coup à l'accès qui va venir ; car, de cette manière, le remède a plus le temps d'agir comme il faut, et on évite le danger qu'il y a de vouloir arrêter subitement, et hors de saison, un accès qui commence à se manifester.

« La dernière attention est de serrer les prises de quinquina , afin
que la vertu d'une prise ne cesse pas tout à fait avant qu'on donne
la suivante. Par ce moyen , on déracinera entièrement la fièvre , et
le malade recouvrera une parfaite santé.

« Voilà les raisons qui me font préférer aux autres méthodes de
donner le quinquina, celle que je vais expliquer. On mêle 1 once de
cette écorce en poudre avec 2 onces de sirop de roses rouges , et le
malade, chaque jour qu'il n'y a pas de véritable accès , prend matin
et soir la quantité d'une grosse noix muscade de cet opiat , jusqu'à
ce qu'il n'en reste plus. On réitère trois autres fois le même remède
en ayant soin de mettre toujours entre chaque fois l'intervalle de
quinze jours. »

M. Bretonneau ayant cru remarquer que l'administration continue du quinquina après la guérison de la fièvre, ainsi que l'ordon-
nent la plupart des médecins, avait l'inconvénient d'irriter les voies
digestives et d'habituer le malade au quinquina, à tel point que des
doses assez fortes devenaient inefficaces, et qu'une véritable fièvre
de quinquina résultait parfois de cette administration périodique,
revint à la méthode de Sydenham. M. Trousseau résume ainsi la
pratique de M. Bretonneau.

1° Donner 8 grammes de quinquina en poudre le plus loin possible de l'accès à venir, en une seule ou bien en deux ou trois doses,
à intervalles rapprochés ; 2° mettre cinq jours d'intervalle pour re-
commencer la même dose ; 3° mettre huit jours d'intervalle , puis la
même dose , et répéter quatre fois pendant un mois , ensuite continuer à intervalles de dix, quinze, vingt, vingt-cinq et trente jours,
dans les pays où les individus sont soumis à l'action permanente des
effluves marécageux.

Suivant M. Trousseau, ce mode d'administration n'a pas l'inconvénient d'amener, comme l'usage continu du quinquina, des gastral-
gies , des gastro-entérites, ni l'accoutumance, ni la fièvre du quinquina. Nous pensons d'ailleurs', avec M. le professeur Grisolle, que
M. Trousseau a bien pu s'exagérer la fréquence de cette fièvre de

quinquina. qu'un grand nombre de médecins les plus répandus n'ont pas eu l'occasion d'observer.

Nous avons avons vu dans les hôpitaux, et particulièrement dans le beau service clinique de M. le professeur Rostan, donner, avec succès, le sulfate de quinine à la dose moyenne de 0,75 centigr. en deux ou trois prises dans l'intervalle des accès, de sorte que la dernière prise fut ingérée six ou dix heures avant l'accès suivant, et le continuer pendant quelque temps après la cessation complète de la fièvre soit à doses égales ou décroissantes. On l'administre pendant huit à dix jours à la suite des fièvres quotidiennes, pendant quinze jours à la suite des fièvres tierces, et pendant vingt à vingt-cinq jours à la suite des fièvres quartes. M. Grisolle dit qu'il est préférable de faire continuer l'usage du quinquina à la même dose que celle qui a été nécessaire pour guérir la fièvre.

L'administration de quinquina subit quelques modifications dans les autres formes de pyrexies périodiques ; nous allons les signaler rapidement.

Les fièvres intermittentes pernicieuses sont celles qui réclament le plus impérieusement l'usage du sulfate de quinine, attendu que, comme on sait, elles peuvent devenir mortelles en quelques accès. Ces fièvres avaient été déjà bien étudiées par Morton ; mais ce fut Torti qui, le premier, en posa judicieusement les règles de traitement. La grande difficulté est de constater le caractère fâcheux de la maladie, car le plus ordinairement, le médecin n'est appelé qu'après l'accès. Il faut alors se souvenir, ainsi que le recommande M. Grisolle dans son excellent *Traité de pathologie interne,* que si un individu est surpris au milieu de la santé par des accidents morbides subits et intenses, qui n'ont que peu de durée, et sont suivis d'un retour plus ou moins complet à l'état normal, s'il existe de l'engorgement de la rate aprèsl'accès, et si cette personne habite un pays marécageux, il y a une forte présomption pour une fièvre pernicieuse ; il faut administrer immédiatement du sulfate de quinine, car ici le péril est grand, et il y aurait témérité à attendre qu'un nouvel accès vînt nous en faire constater la nature.

Torti donnait alors 15 à 24 grammes de quinquina au déclin de l'accès reconnu. M. Bretonneau, se fondant sur ce que le quinquina ne produit ses effets que plusieurs heures après son administration, conseille de l'administrer aussitôt que l'on a diagnostiqué le caractère pernicieux de la maladie. On n'a pas ainsi à craindre d'augmenter l'intensité de l'accès présent, et on se ménage des chances plus grandes de prévenir le retour du suivant dans les cas de fièvre subintrante.

On donnera toujours la préférence au sulfate de quinine, dont l'action est plus prompte et plus sûre, à cause de sa solubilité; il sera administré à hautes doses et par plusieurs voies à la fois. On pourra en donner 1 à 2 grammes dans une potion ou en pilules, et en même temps administrer un quart de lavement qui en contienne 2 à 4 grammes; il faut toujours que l'emploi de ce dernier moyen soit précédé d'un lavement simple. C'est encore dans ce cas qu'il est bon de [dénuder le derme par un vésicatoire ammoniacal, pour le panser avec du sulfate de quinine; de faire une pommade quinique pour l'appliquer sous les aisselles. M. Trousseau recommande aussi dans cette circonstance l'application de larges cataplasmes vineux de poudre de quinquina rouge sur le ventre, auquel on aura fait des lotions savonneuses.

Il faut aussi ne pas négliger de combattre les accidents prédominants par des moyens appropriés : ainsi on associe l'opium au quinquina quand la fièvre revêt une forme cholérique ou dysentérique, ou bien si la douleur cardiaque est le symptôme dominant; on donne les excitants et les cordiaux, si c'est la forme algide ou la prostration qui domine; les sinapismes, les vésicatoires, l'urtication et tous les révulsifs, s'attaqueront particulièrement aux accidents nerveux; la saignée sera réservée pour les cas de congestion intense, mais ne devra être employée qu'avec une extrême prudence,

comme dans les maladies qui ont un caractère septique et qui altèrent profondément l'organisme. On pourrait peut-être reprocher à
M. Maillot d'avoir été trop radical dans l'emploi de ce moyen, car
il est évident que la congestion n'est ici qu'un phénomène secon-
daire de l'altération primitive des fluides et d'une perturbation profonde de l'innervation.

Une précaution très-importante à prendre dans le traitement de
cette forme de pyrexie, c'est de continuer, pendant assez longtemps, l'usage des préparations de quinquina, pour n'avoir pas à
craindre le retour des accès.

Nous devons à l'obligeance de M. le Dr Martin l'observation suivante :

« Mme D..., âgée de vingt-deux ans, d'une bonne santé habituelle, à l'exception de quelques névralgies faciales qui, à diverses
époques, avaient affecté une forme manifestement intermittente,
accoucha, le 29 janvier, sans aucun accident ; elle se rétablit assez
promptement de ses couches ; mais ses muqueuses et sa peau offrent
un état de décoloration très-prononcée qui révèle l'anémie. De
temps en temps, elle éprouve des mouvements fébriles irréguliers ;
elle cesse d'avoir du lait, et est forcée de sevrer son enfant deux
mois après son accouchement. Le pays qu'elle habite n'est nullement marécageux, et l'on n'y observe que très-rarement des fièvres
intermittentes. Le 10 mai, Mme D... est prise, une demi-heure après
son déjeuner, de céphalalgie, d'éblouissements et de vertiges, qui
l'obligent à se coucher ; surviennent alors des vomissements très-
douloureux, au nombre de 18 à 20, et 32 garderobes séreuses, accompagnées de coliques violentes et de ténesme. Un frisson intense,
mais passager, avait marqué le début de ces accidents ; pendant les
vomissements, il fut remplacé par des sueurs abondantes, accompagnées de semi-lipothymies. Le pouls, petit et irrégulier pendant
les évacuations, devint dur et large quand s'établit la réaction ca-
lorifique à la peau ; sa fréquence était peu considérable, 90 à

96 pulsations. L'intelligence fut conservée parfaitement saine pendant tout l'accès, qui dura cinq heures. Le soir, l'état de la malade est satisfaisant; elle éprouve un peu de faiblesse et un peu de céphalalgie, mais elle a de l'appétit.

« Cet accident pouvait passer pour une indigestion, surtout dans une localité qui n'est point marécageuse; mais Mme B... est la femme d'un médecin, et la violence, l'instantanéité et le caractère des accidents auxquels il venait d'assister, les accès fébriles irréguliers qu'il avait observés antérieurement, lui inspirèrent de la défiance; il administra donc 1 gr. 50 centigr. de sulfate de quinine en trois doses, et fit observer une diète absolue. Le lendemain, à la même heure (onze heures du matin), bien que la malade fût à jeun, l'accès se représente de la même manière, avec des symptômes plus graves : frisson intense et plus long que la veille; céphalalgie, vertiges; 38 vomissements, un nombre à peu près égal de selles, accompagnées de ténesme et de syncope; survient une chaleur brûlante de quelques instants, puis des sueurs, à la suite desquelles la malade tombe dans un état léthargique complet : le pouls est tout a fait insensible; la peau, froide, se laisse pincer et conserve l'empreinte des doigts; la cornée a perdu sa transparence; on n'aperçoit plus de mouvement respiratoire.

« C'était un dimanche, et Mme D... fut si bien considérée comme morte par les personnes étrangères à la médecine, que le bruit s'en répandit jusqu'à l'église, où son âme fut recommandée anx prières des fidèles. Heureusement les médecins ne l'abandonnaient pas, et cherchaient à ranimer un reste de vie prêt à l'abandonner. Des révulsions puissantes furent exercées sur tous les points de la peau et des muqueuses accessibles, au moyen de frictions ammoniacales, d'inspirations tour à tour éthérées et acétiques. Une demi-heure après sa perte de connaissance, Mme D... sortait de son état soporeux, accusant une envie irrésistible de dormir et une faiblesse extrême.

« Trois grammes de sulfate de quinine lui furent donnés par l'estomac, un lavement qui en contenait une dose égale lui fut administré, et l'accès du lendemain, qui eût été le troisième, manqua ; Mme D... n'éprouva que de la céphalalgie et de la tendance au sommeil. Elle avait considérablement maigri pendant ces deux accès, et fut longtemps avant de recouvrer ses forces, malgré l'emploi des moyens appropriés ; elle est restée sujette aux névralgies faciales mensuelles. »

Cette observation prouve, comme tant d'autres, combien il est difficile, dans certains cas, de soupçonner le caractère de la maladie ; on ne saurait trop se mettre en garde, et recommander l'administration prompte du sulfate de quinine en pareille circonstance, car, en supposant une erreur de diagnostic, le traitement n'aurait pas de résultat fâcheux.

Un postillon fut pris d'accidents cérébraux subits, avec convulsions et délire. En raison des habitudes alcooliques du patient, le médecin rapporta ces accidents au *delirium tremens*, et les traita par la saignée et l'opium à haute dose. Les symptômes avaient paru céder à ce traitement ; mais, le lendemain, à la même heure, le malade était pris de délire, et succombait. Il est très-probable que ce malheureux fut victime d'un jugement téméraire, que l'apparente disparition des accidents par l'opium n'était qu'une apyrexie de fièvre pernicieuse, puisque, le lendemain, ils furent assez violents pour tuer le malade.

On observe encore une autre forme de fièvre intermittente, différente des fièvres légitimes et des fièvres pernicieuses, dont nous nous sommes déjà occupé ; ce sont les fièvres anormales, dont MM. Chomel et Grisolle reconnaissent quatre espèces : 1° il manque un ou deux des stades de l'accès (fièvre incomplète) ; 2° il y a confusion ou renversement des trois stades ; 3° les phénomènes fébriles sont localisés sur un point limité de l'organisme (fièvre topique) ; 4° les trois stades de l'accès manquent, mais sont remplacés par des phénomènes apoplectiques, hémorrhagiques, par des vomissements, de la cardialgie, de la toux, et plus fréquemment par des douleurs névralgiques : ce sont les fièvres larvées. Cette dernière espèce se rencontre beaucoup plus souvent que les trois autres fièvres irrégulières.

Bien qu'il n'y ait là aucun phénomène pyrétique, on ne peut cependant révoquer en doute l'analogie, et presque l'identité, de la fièvre larvée avec les fièvres intermittentes ; on les voit, en effet, régner dans les mêmes localités, les mêmes saisons et sous les mêmes influences. On voit ces affections se succéder, se remplacer ; on observe la même marche intermittente, la même fréquence dans les récidives, les mêmes accidents consécutifs ; et ce qui doit le mieux justifier leur identité aux yeux du praticien, c'est l'efficacité du même agent thérapeutique dans leur traitement.

Nous proposons donc comme principe, avec la plupart des auteurs, l'administration du quinquina contre ce genre d'affection. Il y a plus : nous avons observé plusieurs cas de névralgie, à marche irrégulière et même continue, céder à l'emploi des mêmes moyens. Ceci nous conduirait à dire, avec M. Trousseau, que le quinquina n'est pas seulement un antipériodique, mais encore un antimiasmatique. Quoi qu'il en soit, l'efficacité du sulfate de quinine est ici moins prompte que dans la fièvre intermittente simple, et il doit être employé à plus forte dose (75 cent. à 1 gr. 50 cent, par exemple). On s'est quelquefois bien trouvé aussi de l'association des sels de morphine quand la fièvre était névralgique.

Il est encore un groupe de fièvres intermittentes auquel les auteurs donnent le nom de *fièvres symptomatiques;* leur apparition coïncide, en effet, avec l'introduction d'une sonde dans l'urèthre, avec une cautérisation ou une blessure de ce canal, avec une blennorrhagie ou une orchite blennorrhagique, avec une infiltration urineuse, une affection tuberculeuse des poumons, avec une suppuration profonde, etc. M. Simon, médecin de Hambourg, cite l'observation d'une fièvre intermittente due à une blennorrhagie (1834) ; M. Greffin rapporte un cas de suppuration du cerveau qui donna lieu à des accès de fièvre intermittente (1836). Nous avons vu, dans le service de M. Velpeau, à l'hôpital de la Charité, un homme de trente ans, qui est venu se faire traiter d'un rétrécissement du canal de l'urèthre, fournir les symptômes d'une fièvre intermittente grave après l'introduction, répétée pendant trois jours, de sondes graduellement plus fortes. Ces accidents ont cédé après deux jours de l'emploi de 50 centigr. de sulfate de quinine et la suppression des sondes, pour reparaître quelques jours plus tard, et ce n'est qu'après avoir pris 50 centigr. de sulfate de quinine en deux prises, matin et soir, pendant dix jours, que les accidents ont cessé définitivement de se renouveler, et que le traitement qu'il était venu réclamer a pu être suivi sans danger.

Nous empruntons l'observation suivante à un mémoire publié par M. Bricheteau, dans les *Archives générales de médecine* (année 1847), intitulé *Observations de fièvres intermittentes pernicieuses chez les vieillards.*

« M. de M…, âgé de soixante ans, ancien militaire de l'empire., portait depuis cinq ans un calcul vésical. A la suite d'une revue de la garde nationale, il souffrit tellement qu'il résolut de se faire opérer. Il vint en conséquence à Paris, au mois de février 1846, et fut lithotritié par M. Caudmont. Il souffrait pendant l'opération ; mais, à la suite de chaque séance, il avait un léger accès de fièvre qui se calmait bientôt après. A la suite du dernier broiement, qui eut lieu à la fin d'avril, l'accès fébrile fut plus fort, se répéta les jours suivants, et prit un caractère intermittent.

« Le 7 mai, pendant une apyrexie présumée, le pouls battait 80 fois par minute. On donna d'abord 60 centigr. de sulfate de quinine à environ huit heures du retour présumé de l'accès ; cet accès revint comme à l'ordinaire.

« Le 8, même dose du fébrifuge immédiatement après qu'il eut cessé ; la fièvre revint, mais faiblement, et dura peu.

« Le 9, on administra 45 centigrammes de sulfate de quinine, mais la fièvre fut plus forte que la veille.

« Le 10, la dose du médicament fut portée à 1 gramme ; l'accès fébrile avança de deux heures ; le malade éprouva des envies de vomir, de l'insomnie et des accidents nerveux.

« Le 11, on suspendit le sulfate de quinine, on prescrivit quelques lavements et un bain.

« Le 12, nouvel accès de fièvre plus intense que les précédents, avec des vomissements, des douleurs aux lombes et à l'épigastre, des teintements d'oreilles, etc. — Potion calmante et effervescente.

« Le 13, la journée se passe assez bien ; la fièvre, qui avait les deux derniers jours avancé de deux heures, retarda jusqu'au milieu de la nuit, mais fut plus violente encore que la veille.

« Le 14, réuni en consultation avec M. Lestiboudois et M. Caudmont, nonobstant le caractère peu prononcé de l'intermittence fébrile et le soupçon d'une affection profonde du rein, je proposai, attendu l'état d'irritation de l'estomac, de donner une forte dose de sulfate de quinine en lavement ; ma proposition ayant été acceptée, on administra 2 gram. de ce sel en deux doses dans un menstrue de 150 grammes.

« Le 15, le succès de ce moyen fut tel que la fièvre, qui n'avait pas cessé de se montrer chaque jour depuis trois semaines, fit enfin *demi-tour,* comme le disait le malade, en se servant d'une expression toute militaire. Une nouvelle dose, réduite à 1 gramme, fut prescrite dans moitié moins de véhicule.

« Les 16, 17 et 18, on ne donna plus que le tiers de la dose première du fébrifuge, la fièvre ne reparut plus.

« Du 18 au 27, M. de M... n'éprouva plus que de légers accidents nerveux sans aucun mouvement fébrile, et entra en convalescence ; le malade put bientôt retourner chez lui. Cinq semaines après son retour, on put lui pratiquer la lithotritie, et finir de broyer ses calculs en cinq courtes séances. »

L'observation suivante, que nous puisons aux mêmes sources que celle qui précède , nous paraît assez probante en faveur de l'emploi du sulfate de quinine dans les [accidents fébriles intermittents , causés par le cathétérisme souvent répété.

« M. le marquis d'A..., âgé de soixante-seize ans , déjà atteint d'une maladie de la prostate et d'une paralysie incomplète de la vessie, ressentit, le 2 août 1843, des malaises; son pouls s'éleva de 68 à 80 pulsations, et s'y maintint deux jours. Le troisième, il y eut un accès de fièvre avec un frisson violent et prolongé, de l'agitation, de la chaleur, de la moitcur, une altération profonde des traits, etc. Une consultation fut réunie, on y décida que cet accès de fièvre avait beaucoup de gravité , eu égard à l'état habituel du malade, et qu'il fallait administrer le sulfate de quinine à la dose de 75 centigrammes. Nonobstant cette dose, il y eut, le jour suivant, un nouvel accès de fièvre sans frissons, mais accompagné d'insomnie et divers symptômes nerveux qui alarmèrent beaucoup la famille du malade. On donna dès lors 12 décigrammes de sulfate de quinine, qui supprimèrent complétement la pyrexie. On continua néanmoins d'administrer le fébrifuge dans une progression décroissante pendant huit jours.

« Le 12, il y eut un peu de fréquence dans le pouls et de l'assoupissement , qui firent craindre le retour de la fièvre ; on donna pendant quelques jours 30 centigrammes de sulfate de quinine , et le malade fut entièrement guéri.

« Le 20 octobre, il survint encore un léger mouvement fébrile , qui céda à un régime sévère; mais en novembre, il y eut deux accès de fièvre qui exigèrent l'administration du sulfate de quinine à la dose de 60 , de 40 et de 20 centigrammes.

« Le malade n'éprouva en décembre aucun accident fébrile; mais, le 20 janvier 1844 , à la suite de fatigues qui excédaient ses forces , il éprouva un violent accès de fièvre avec une forte réaction sur la vessie , émission d'urine sanguinolente , etc.

« L'accès commença à deux heures de l'après-midi et se prolongea jusqu'à deux heures du matin, avec ses trois stades ordinaires. Dans un consultation qui avait eu lieu le soir même du jour de la fièvre, un des consultants émit l'opinion que M. le marquis d'A... était atteint d'une cystite, et qu'il fallait employer un traitement antiphlogistique. Instruit par l'expérience, je soutins que ce malade n'avait qu'un accès de fièvre qui cesserait dans la nuit, et qu'il fallait recourir, comme par le passé, au sulfate de quinine : en effet, le lendemain matin, il y avait apyrexie complète. On donna 75 centigrammes du fébrifuge; puis, le lendemain, 50 centigr. ; le troisième jour, 25, et ainsi de suite jusqu'au septième jour. Le malade fut débarrassé de sa fièvre; depuis cette époque, il a continué à être sondé plusieurs fois par jour, et a recouvré sa santé habituelle, etc.

« Plus de dix-huit mois s'étaient écoulés sans que M. d'A... ait eu autre chose que quelques mouvements fébriles passagers et sans importance. La maladie de la prostate était restée stationnaire; le malade se sondait lui-même. Mais, dans l'automne de 1846, il lui survint une fièvre intermittente muqueuse quotidienne, qui fut encore guérie par l'emploi du sulfate de quinine ; la convalescence de cette fièvre fut traversée par l'invasion d'une stomatite pseudomembraneuse, etc. etc., et le malade continua à languir, perdant de plus en plus ses forces. Le 4 mai dernier, sous l'influence d'une affection morale, il eut, vers dix heures du matin, un fort accès de fièvre, qui se continua jusqu'au milieu de la nuit suivante, avec des symptômes graves, comme des soubresauts dans les tendons, des terreurs, le pressentiment d'une mort prochaine. On administra, vers le déclin de l'accès, le sulfate de quinine par paquets, de 30 centigrammes chaque, toutes les heures ; cela ne put empêcher un second accès, qui enleva le malade, alors âgé de soixante-dix-huit ans, à la suite de redoublements. »

M. Ricord a été longtemps sans attribuer au sulfate de quinine d'effet thérapeutique dans les accidents fébriles intermittents résultant du cathétérisme ; et maintenant il ne pratique plus d'opération un peu difficile sur l'urèthre sans administrer, pendant les trois ou quatre jours qui précèdent l'opération, des doses assez fortes de sulfate de quinine à ces malades. Et, chose remarquable, ce traitement préventif a fait diminuer prodigieusement les accidents fébriles intermittents qui auparavant étaient si communs dans son service d'hôpital.

Nous avons assisté à plusieurs autopsies d'individus qui ont succombé à des accès de fièvre intermittente pernicieuse par suite du cathéterisme, et, chez cinq d'entre eux, nous avons trouvé la rate plus volumineuse qu'à l'état normal, ramollie, et se laissant facilement écraser entre les doigts. En administrant immédiatement après le premier accès une dose de sulfate de quinine proportionnée à sa gravité ; et dans les cas où les accidents fébriles intermittents prennent la forme pernicieuse, l'administrer en lavement et par la méthode endermique, outre la quantité prise par la bouche, nous croyons employer la médication qui nous a paru produire les meilleurs effets dans l'affection qui nous occupe.

Quant aux fièvres rémittentes, dont le principal caractère est la persistance dans la pyrexie, avec des exacerbations marquées par des stades parfaitement tranchés, elles cèdent beaucoup moins sûrement à l'administration du sulfate de quinine, qui cependant n'en reste pas moins le plus puissant agent pour les combattre ; on le donne alors au commencement de la rémission de l'accès.

C'est ici qu'il est souvent nécessaire de recourir aux moyens secondaires propres à combattre les complications d'accidents congestifs, inflammatoires, qui réclament l'emploi des émissions sanguines (dont il faut être très-sobre), et celui des révulsifs particulièrement.

Accidents consécutifs.

Le traitement des accidents consécutifs des fièvres intermittentes réclame aussi une certaine attention; celui qui est le plus fréquemment observé est la tuméfaction de la rate ; on le rencontre principalement chez les sujets où la maladie a été longue, s'est accompagnée de frissons intenses, et notamment à la suite des fièvres quartes. Cette complication est facile à constater par la palpation quand la rate déborde les fausses côtes, et par la percussion, si elle se borne à refouler en haut le diaphragme. Elle peut exister fort longtemps sans troubler sensiblement la santé du malade; mais il arrive aussi que les digestions s'altèrent, que la circulation est gênée, et que du marasme ou des hydropisies se déclarent; on a même vu arriver la fonte putride de la rate. On prévient l'engorgement splénique en administrant de bonne heure le quinquina. Quand cet engorgement persiste après la fièvre, c'est encore au quinquina qu'il faut avoir recours, à l'exemple de Strack, ou bien à de fortes doses de sulfate de quinine, comme on l'a beaucoup fait dans ces derniers temps.

On recommande, en même temps, les boissons nitrées, les préparations ferrugineuses, et particulièrement les sels doubles de quinine et de fer, les eaux d'Amphyon, de Bussang, et autres eaux minérales, salines, ferrugineuses.

Si l'obstruction splénique est douloureuse, on fait, en outre, une application de sangsues à l'anus; enfin on conseille une ceinture abdominale qui agit à la fois comme agent de contention et de compression de la tumeur.

L'hydropisie, que nous avons citée comme accident consécutif aux fièvres intermittentes, peut se montrer dans trois circonstances :

1° Au moment où la fièvre cesse, c'est alors un simple œdème des membres inférieurs qui cède assez promptement aux diurétiques.

Ce fait, qui avait été observé par Sydenham, a été vérifié par M. Nepple, qui attribue la suffusion séreuse au ralentissement qu'éprouve la circulation par la cessation de la fièvre. Cette explication semble trouver un point d'appui dans l'observation souvent faite, que l'hydropisie disparaît quand les accès fébriles reviennent.

2° L'hydropisie peut se montrer pendant que la fièvre existe encore. Ici M. Nepple l'attribue à l'absence ou au refoulement de la sueur du troisième stade, comme cela s'observe chez les bergers de la Bresse, retenus par leur profession à l'exposition d'un air froid et humide pendant les accès. On observe chez ces malheureux l'anasarque, l'ascite, etc. On doit, dans ces cas, administrer le sulfate de quinine, et si les épanchements séreux ne disparaissent pas avec les accès, on donne les diurétiques.

3° Enfin l'hydropisie s'observe chez des sujets dont la constitution est profondément détériorée par la fièvre. Elle est alors plus grave, parce qu'elle se lie presque toujours à des lésions de la rate, du foie, des organes digestifs, respiratoires, et à une diminution plus ou moins notable des éléments solides du sang, et en particulier à celle des globules et de l'albumine ; la fibrine ne diminue qu'exceptionnellement, comme le prouvent les recherches de MM. Becquerel et Rodier.

On devra donc s'adresser à la médication tonique et reconstituante, en même temps que l'on agira contre les épanchements par les moyens appropriés.

Chez certains individus, on observe quelquefois, après trois ou quatre accès, une teinte jaune particulière de la peau, différente des teintes ictériques et cancéreuses ; elle se lie à une diminution des globules sanguins, et réclame l'association des préparations ferrugineuses aux sels de quinine.

Il est des cas où l'on n'a d'autres phénomènes consécutifs à combattre qu'une céphalalgie opiniâtre révélant un état de congestion dont on triomphe par la saignée.

Enfin aucune maladie n'est plus sujette aux récidives que la fièvre intermittente. Celse avait déjà observé qu'il fallait se souvenir long-temps du jour de l'accès, pour éviter, ce jour-là, de s'exposer au froid, à une indigestion, à une émotion morale vive, etc. ; Torti avance que les purgatifs rappellent aussi sûrement l'accès que le quinquina le coupe. Il n'est pas prouvé, comme l'a dit Strack, que les fièvres récidivantes aient leurs accès le même jour et aux mêmes heures que si la fièvre avait continué sans interruption. Il va sans dire que le sulfate de quinine devra être opposé à ces re-chutes, et même avec plus d'insistance qu'à une première attaque. Un certain nombre de médecins, qui ont observé dans les pays où la fièvre intermittente est endémique, M. Bretonneau en particulier, ont constaté que l'administration du quinquina à des intervalles assez éloignés (tous les quinze jours ou tous les mois, pendant quel-ques jours de suite) a prévenu le développement de la fièvre, ou en a empêché la récidive.

La prophylaxie de cette affection a été l'objet de considérations très-sérieuses de la part des médecins qui ont suivi les armées d'A-frique, et entre autres moyens préventifs, ils placent en première ligne les précautions hygiéniques, qui consistent à ne pas sortir des habitations avant le lever du soleil, et à y rentrer avant son coucher, c'est-à-dire avant la condensation du miasme à la surface du sol ; ils recommandent aussi d'habiter les lieux élevés et soustraits, par une exposition favorable, aux émanations des marais. A ces précau-tions il faut joindre un régime fortifiant, et éviter toutes les causes de débilitation.

Mode d'action du quinquina.

Un grand nombre d'hypothèses ont été imaginées pour expliquer la guérison de la fièvre par le sulfate de quinine ; nous n'entrerons pas dans leur examen. On a dit, par exemple, que les alcalis du sang précipitent l'albumine dans les capillaires, d'où obstacle et cause de ralentissement de la circulation ; que le sulfate de quinine a une action élective sur la rate, dont il produit le dégorgement, et par suite la guérison de la fièvre, qui est regardée, par les partisans de cette théorie, comme le résultat de la tuméfaction splénique. Cette hypothèse peut être envisagée sous un double point de vue : ou le sulfate de quinine exerce une action directe sur la rate, ou bien il fluctionne le réseau vasculaire gastro-intestinal, et le dégorgement de la rate n'en est qu'une conséquence. Pour juger ces diverses questions, on a eu recours aux vivisections. M. Pagès, élève de M. le professeur Piorry, après avoir amené au dehors la rate des chiens sur lesquels il expérimentait, leur a injecté 1 gramme de sulfate de quinine dissous dans de l'alcool, tantôt dans l'estomac, tantôt dans les veines, et il a observé une diminution presque instantanée du volume de la rate. Ici le dégorgement splénique produit par l'injection dans les veines désintéresserait déjà l'un des deux modes d'action supposés, celui par fluxion du système mésaraïque. Ce serait donc alors, de la part du sulfate de quinine, une action élective toute spéciale sur la rate. Malheureusement pour la solution de la question, les expériences de M. Magendie ont été en désaccord avec celles de M. Pagès, car il n'a pas vu le volume de la rate se réduire par l'injection du sulfate de quinine dans l'estomac ou dans la veine jugulaire. Sans vouloir nous porter juge entre les expérimentateurs que nous venons de citer, nous ferons observer, avec M. le professeur Grisolle, que l'action de l'air sur la rate pourrait suffire pour en déterminer la rétraction dans ces vivisections.

Quoi qu'il en soit du fait de la réduction de volume de la rate par le sulfate de quinine, il est d'observation que, si ce dégorgement a lieu dans la plupart des cas de guérison de la fièvre intermittente par le quinquina, il est vrai de dire aussi que bon nombre de fois la fièvre est guérie, mais que l'engorgement de la rate subsiste.

Succédanés du quinquina.

La fièvre intermittente est une des maladies contre lesquelles on
a préconisé la plus grande variété de médicaments. Nous voyons,
en effet, les fébrifuges se recruter dans les toniques amers et fer-
rugineux, les astringents, les excitants, les antispasmodiques, les
stupéfiants, les altérants, etc.

Ce grand nombre de fébrifuges s'explique très-bien quand on
songe qu'avant la découverte des propriétés antipériodiques du
quinquina, il n'y avait pas, dans la matière médicale, un seul agent
dont on pût attendre une action certaine et régulière dans toutes
les fièvres intermittentes. Cependant, dès les temps les plus an-
ciens, on avait remarqué les bons effets des substances amères et
astringentes (la camomille, le tan, etc.), qui présentent le plus d'a-
nalogie avec le quinquina. A partir de l'entrée de ce précieux agent
dans la thérapeutique, d'autres motifs poussèrent les médecins à la
recherche de ses succédanés. Ainsi son prix élevé, la pensée que
l'on pourrait découvrir, dans une substance indigène beaucoup plus
commune, un agent aussi actif que la quinine, la difficulté de se
procurer du quinquina dans certaines circonstances, telles que la
guerre continentale, en un mot le génie ou plutôt le désir des dé-
couvertes, suffisent bien pour nous expliquer tant de tentatives
dont nous ne décrirons point les détails.

Substances amères.

A la fin du siècle dernier, sur le rapport de personnes étrangères
à la médecine, qui prétendaient s'être guéries de la fièvre intermittente par la feuille du *houx,* Durande entreprit des expériences à ce
sujet. Il rapporte que 4 grammes de poudre de feuilles de houx
sèches, données avec l'accès, suppriment plus sûrement les fièvres
intermittentes que le quinquina. En 1822, Rousseau, médecin à Pa-

ris, en renouvelle l'emploi, et il arrive à conclure, ainsi que Saint-Amand, médecin à Meaux, à l'efficacité de ce médicament.

En 1830, M. Chomel voulut savoir lui-même à quoi s'en tenir sur les vertus fébrifuges de ce nouvel agent, et soumit vingt-deux malades à l'expérimentation. Mais cet habile observateur, procédant avec la rigueur philosophique qu'il apporte dans toutes les questions de thérapeutique, abandonna pendant quelques jours ces malades aux seuls soins hygiéniques. Dix-neuf guérirent sans traitement : les trois autres, dont deux étaient atteints de fièvre quotidienne, et l'autre de fièvre quarte, furent traités par des doses considérables de houx (30 à 90 grammes), sans aucun résultat ; mais ils guérirent rapidement par le quinquina.

Si donc M. Chomel eût été un ardent propagateur du houx, et qu'il l'eût administré d'emblée, il aurait rapporté aux propriétés de ce médicament les dix-neuf guérisons résultant de la soustraction des malades aux miasmes marécageux, ou aux causes productrices de la fièvre d'accès. Nous rappellerons, à ce propos, d'abord qu'Hippocrate avait dit : « Les fièvres tierces se terminent en sept accès ; ensuite, que les fièvres tierces gastriques, observées par Pinel à la Salpêtrière en l'an VI, guérirent pour la plupart après le neuvième accès. Ainsi il faut savoir qu'une fièvre intermittente simple, abandonnée à elle-même, se termine souvent après le septième ou huitième accès, quelquefois même après le troisième ou quatrième ; il se fait ordinairement, dans ce cas, une éruption vésiculeuse des lèvres, ou bien il survient une diarrhée que l'on a regardée comme critique ; mais la cause principale de ces terminaisons spontanées est le *changement de milieu*, comme nous l'a fait observer souvent M. le professeur Rostan, dans ses inappréciables leçons cliniques.

Il paraît que dans certaines contrées du Berry, les paysans prétendent se guérir de la fièvre intermittente par la poudre des feuilles et de la tige de l'artichaut.

En 1822, M Cruveilhier, qui exerçait alors la médecine à Limoges, publia l'observation de six guérisons de fièvre intermittente par l'extrait de capsule de lilas. Ces résultats n'ont pas été reproduits depuis.

La racine de benoîte a été employée à la dose de 4 à 8 grammes par beaucoup de médecins, et particulièrement par Weber et Koch son élève (1782), sur près de 200 malades atteints de fièvres intermittentes avec engorgement du foie, et contre des fièvres larvées qui guérirent. Mais d'autres praticiens, notamment M. Bretonneau, n'ont retiré de cette substance aucun résultat, et proclament le fébrifuge impuissant au même titre que le houx, l'artichaut, le lilas.

Nous en dirons autant du chardon étoilé (chausse-trappe), avec lequel Clouet prétendit avoir obtenu de bons résultats sur plus de 2,000 soldats de la garnison de Verdun en 1787.

La chicorée et la petite centaurée ne jouissent pas de propriétés fébrifuges mieux établies; néanmoins leur tisane est préférable à toute autre boisson dans les fièvres vernales légères qui cèdent ordinairement au septième accès.

C'est dans le même cas que l'nugusture vraie a réussi entre les mains de Reydellet et Niel, de Marseille, dans cinq fièvres vernales. Sur 8 cas, Foderé n'a réussi que trois fois; et M. Bretonneau l'a trouvée tout à fait inefficace, malgré la réputation dont elle jouit parmi les naturels du pays où on la récolte, qui la mettent au-dessus du quinquina.

L'écorce du marronnier d'Inde, avait été l'objet d'un mémoire, lu en 1720 à l'Académie des sciences, par le président Bon. Elle fut employée par un grand nombre de médecins de cette époque, puis tomba dans l'oubli. Lors du blocus continental, Rauquo et Lacroix tentèrent, par la publication de succès nombreux, de la réhabiliter; mais les expériences de Gasc, Rouyer, Bourdier, Zulatti, lui furent contraires, et celles de M. Bretonneau, en 1816, comblèrent la mesure de son trop juste discrédit.

Les substances que nous venons de passer en revue sont des amers qui peuvent être utiles dans les mêmes circonstances que le quassia amara et simarouba, le colombo, etc.

On lit dans un dictionnaire de botanique et de pharmacie, publié en 1791 : « L'araignée arrête l'accès des fièvres intermittentes, et particulièrement de la fièvre quarte, étant écrasée et appliquée aux poignets ou aux deux tempes, ou étant enfermée vivante dans une coquille de noix, et pendue au col ou attachée au bras au commencement de l'accès. » Doit-on s'étonner après cela du nombre des substances qui sont venues encombrer la liste des fébrifuges ?

Murray rapporte que nos devanciers avaient une grande confiance dans les propriétés fébrifuges du saule. Au commencement de ce siècle, un grand nombre de médecins ont témoigné des succès obtenus par l'écorce de saule blanc, et ont essayé de la remettre en honneur. La découverte de la salicine par Fontana, pharmacien à Lariza, et les travaux de M. Leroux (de Vitry-le-Français), donnèrent une nouvelle importance à ce médicament. Malheureusement les succès annoncés d'abord par M. Leroux et les premiers expérimentateurs de la salicine sont contrebalancés par une foule d'expériences négatives. On s'accorde néanmoins à reconnaître que la salicine à la dose de 1 à 2 grammes est quelquefois utile dans les fièvres légères.

La phloridzine, qui existe dans l'écorce des racines de pommier, de prunier, de cerisier, etc., serait utile au même titre et aux mêmes doses que la salicine. Le prince L.-Lucien Bonaparte la regarde comme précieuse, surtout dans les cas où les sels de quinine échouent, comme dans certaines fièvres quartes.

On a ensuite conseillé, par suite des ressemblances physiques et chimiques, le cnisin, principe retiré des feuilles du chardon bénit, en 1837, par M. Nativelle, et dont les propriétés fébrifuges seraient précieuses, au dire de M. Bouchardat. Il est à regretter, ajoute ce professeur, que le cnisin ne soit pas encore devenu commercial. On le donne à la dose de 30 centigrammes.

Substances astringentes.

Les propriétés amères et astringentes de quinquina ne pouvaient manquer de lui faire rechercher des succédanés dans les substances qui jouissent à un certain degré de l'une ou de l'autre de ces propriétés, ou de toutes les deux à la fois.

M. Chansarel (*Bulletin médical de Bordeaux*, octobre 1840) établit que le tannin guérit parfaitement la fièvre intermittente, à la dose de 60 centigr. à 1 gram., donné dans un mucillage de gomme, par cuillerées, pendant l'apyrexie.

Le tan a été donné comme fébrifuge par Cullen, et M. Barbier, d'Amiens, a observé que les ouvriers employés à la mouture du tan dans un faubourg de cette ville étaient exempts de la fièvre intermittente, tandis que les personnes de la même localité, occupées à d'autres travaux, ne jouissaient pas de cette immunité. Seulement, d'après M. Trousseau, il ne paraîtrait pas juste d'attribuer au tan cette action préservatrice, puisque dans d'autres moulins de la même espèce, on ne l'observe pas.

Nous pensons que les vertus fébrifuges du tannin et du tan, ainsi que du cachou, des kinos, etc., sont loin d'être mieux établies que celles des substances amères ; elles peuvent, à petite dose, agir comme elles à titre de toniques, et partant, convenir dans un grand nombre de fièvres intermittentes, où l'on observe des phénomènes de débilité plus ou moins prononcés. L'alun n'est nullement fébrifuge. Le fer a été prôné par Marc (*Journ. gén. de méd.*, 1810), par Martin et par d'Autier, contre la fièvre d'accès ; mais MM. Barbier et Bretonneau ont obtenu des résultats négatifs.

Si le fer n'a pas une action immédiate comme fébrifuge, nous avons vu qu'il est très-utile pour combattre les accidents consécutifs, la cachexie paludéenne, les hydropisies, et même l'intumescence de la rate. Stohl et Sydenham avaient constaté dans ce cas les bons effets du vin chalybé, et M. Bretonneau, nous dit M. Trous-

seau, l'emploierait concurremment avec le quinquina pour prévenir
le retour de la fièvre intermittente dans les pays marécageux. Les
sels doubles de quinine et de fer seraient surtout utiles dans cette
circonstance, si leur prix élevé ne les rendait inaccesibles à trop de
positions.

Substances excitantes.

Nous avons indiqué l'ammoniaque comme un moyen de hâter
les trois stades de l'accès, mais on a aussi employé jadis le chlorhydrate d'ammoniaque uni ordinairement au quinquina et aux amers
à titre de fébrifuge (Muys et Stohl).

M. Thomas, de la Nouvelle-Orléans, avait d'abord cru pouvoir
tirer de l'emploi du chlorure de soude de grands avantages, qu'il
n'y a pas retrouvé ensuite, non plus que les autres praticiens.

Le chlorure de sodium, essayé comme traitement de la fièvre intermittente, fut expérimenté par M. Piorry. Ce professeur a constaté
que, sous l'influence de 10 à 30 grammes de ce sel, administré en
solution dans de l'eau, on observe un dégorgement instantané de la
rate, constaté par la plessimétrie. Pour les praticiens qui, à l'exemple de M. Piorry, rapportent les accès de fièvre intermittente à la
tuméfaction primitive de la rate, ce phénomène devait avoir une
grande valeur. Mais il est un grand nombre d'agents plus ou moins
irritants qui fluxionnent les vaisseaux gastro-intestinaux et dégor-
gent momentanément la rate, sans être pour cela fébrifuges.

Nous ne dirons rien du carbonate de potasse, qui fait simplement
partie de l'électuaire de Desbois, de Rochefort, avec le quinquina
et l'émétique.

Un assez grand nombre d'expériences tendraient à donner au café
des propriétés fébrifuges. Le D' Grindel cite 72 succès dans le traitement de 80 cas de fièvres intermittentes, avec une décoction
concentrée de 30 grammes de café, ou bien 1 gramme 50 centigram.
de poudre. Les habitants de la Morée, dit-on, coupent sûrement

leurs fièvres intermittentes avec de la poudre de café imbibée de jus de citron, mode d'administration déjà indiqué par Murray.

Nous avons vu les paysans du Chablais employer cette substance dans le même but, et quelquefois avec succès.

On trouve que le poivre noir, déjà indiqué par Celse et Dioscoride contre les fièvres intermittentes, proscrit par Murray, fut remis en usage par L. Frank, qui l'avait vu employer en Orient. Ce praticien l'administre en grains, à la dose de 0,30 à 0,50 centigr., trois ou quatre fois par jour; il débarrasse préalablement les premières voies, s'il y a des symptômes d'embarras gastrique, et il le regarde comme contre-indiqué dans les fièvres vernales qui ont de la tendance à revêtir la forme inflammatoire. Il pense, par ce moyen, prévenir plus sûrement les récidives qu'avec le quinquina; il guérit ainsi 170 malades soumis à l'expérimentation, ses succès ont été vérifiées par plusieurs autres médecins distingués.

Le principe actif du poivre, la pépérine, isolée par OErsted, de Copenhague, fut également employée avec succès, notamment en Italie, par le Dr Méli, de Ravennes, et un grand nombre de ses confrères.

La camomille est un des fébrifuges les plus anciennement employés. Dioscoride en recommandait la poudre *pour ôter les accès de fièvre*. Sans reproduire les exagérations dont ce médicament fut l'objet, nous nous arrêterons au témoignage de Morton, qui, en raison de son grand attachement pour le quinquina, ne peut être suspecté lorsqu'il vante un autre fébrifuge. Morton l'a en effet trouvée efficace dans des cas où le quinquina avait échoué. Un grand nombre de praticiens en ont constaté les bons effets, depuis et dans les mêmes cas, c'est-à-dire contre les fièvres dont les accès sont irréguliers, et qui se déclarent principalement, au printemps, chez les personnes nerveuses qui habitent les grandes villes, fièvres qui résistent quelquefois au quinquina. Ce n'est pas, dit M. Trousseau, dont nous retraçons ici les idées, que la camomille soit un fébrifuge plus puissant que le quina; mais elle convient dans certaines dispositions idiosyncrasiques où l'écorce du Pérou a échoué.

La préparation que l'on préfère est la poudre, donnée à la dose de 4 grammes.

Les propriétés fébrifuges de la matricaire, plante un peu moins active que la camomille, sont moins connues.

« L'absinthe, dit M. Trousseau, est un des meilleurs fébrifuges indigènes, et ce n'est pas seulement dans les fièvres nerveuses vernales, non produites par les miasmes des marais, que l'on peut l'administrer comme la camomille, mais encore dans les fièvres légitimes et automnales. » Pinel et Alibert s'en sont souvent loués ; il y a plus, les propriétés à la fois toniques et excitantes de l'absinthe la recommandent contre les accidents consécutifs des fièvres intermittentes, la cachexie, les obstructions des viscères abdominaux, l'hydropisie.

La germandrée, comme l'absinthe, a des propriétés toniques non douteuses, et à ce titre convient contre la cachexie, les hydropisies et les engorgements hépatiques et spléniques qui suivent la fièvre intermittente. Galien la conseillait déjà contre les duretés de la rate. En Angleterre, elle est encore très-usitée comme fébrifuge.

La menthe en infusion se recommande dans les cas de fièvre pernicieuse cholérique, comme dans tous les cas de flux excessifs. Ses propriétés n'ont rien de spécial contre la fièvre. Nous en dirons autant de la lavande, du serpolet, du stochar, qui jouissent à un faible degré des propriétés de la menthe ; de même de l'écorce d'orange et de l'essence de térébenthine, vantées par les Anglais.

L'arnica a été employé autrefois comme fébrifuge, et Stahl l'appelait le quinquina des pauvres.

Il n'est pas jusqu'au phosphore, dont l'administration demande de si grandes précautions, à cause de son action sur les organes génitaux, qui n'ait été proposé comme fébrifuge.

Antispasmodiques.

On conçoit très-bien l'emploi de ces agents pour combattre les phénomènes nerveux et spasmodiques qui peuvent se montrer dans le cours d'une fièvre intermittentc ; mais ils n'ont aucune propriété fébrifuge. Cependant la valériane a été vantée par Baulieu, Miocchi, Carminati, Bouteille, etc. L'asa fœtida aurait réussi, suivant Bergius, là où l'écorce du Pérou avait échoué. L'opopanax, le galbanum, le sagapenum, ont obtenu des succès qui ne doivent pas inspirer plus de confiance. Suivant M. Raspail, un morceau de camphre appliqué sur la région épigastrique aurait suffi pour couper la fièvre ; il conseille l'application d'eau-de-vie camphrée sur le ventre, et l'aspiration continue de l'air à travers une cigarette camphrée. Inutile d'ajouter qu'ici la panacée de M. Raspail est aussi inefficace que dans la plupart des cas où il en préconise les succès.

L'éther serait associé au quinquina, dit M. Trousseau, si l'organisme était plongé dans une adynamie qui le rendît inapte à éprouver les bons effets du fébrifuge.

Narcotiques. L'opium a été reconnu utile par un bon nombre d'observateurs distingués ; il était regardé comme un des meilleurs fébrifuges avant la découverte du quinquina. Paraulle, Horstius, Ettmuller, Wedelius, le donnaient avant l'accès. Berryat, qui en a préconisé l'emploi dans le dernier siècle, donnait 18 à 30 gouttes de laudanum une heure avant l'accès. Lind, Houlston, et Odier, de Genève, l'administrent au contraire une demi-heure après le début du stade de chaleur, méthode qui abrége la durée du paroxysme, mais qui aurait l'inconvénient, suivant Gausland, de rendre la maladie plus rebelle à l'action du quinquina.

Le Dr Stewart, de Calcutta, aurait obtenu des guérisons rapides de fièvres intermittentes par l'administration de 0,15 centigrammes de chlorhydrate de narcotine, quelques heures avant l'accès. C'est encore un de ces résultats qui demandent à être sanctionnés par de nouvelles expériences.

Le cyanure double de fer hydraté (bleu de Prusse), à la dose de 0,20 centigrammes, en quatre fois, dans l'intervalle des accès, serait un excellent fébrifuge, suivant Hasse, et Zollic Koffer le regarde comme préférable au quinquina; toujours même enthousiasme. Le cyanure de potassium, à la dose de 0,40 centigr., en dissolution dans l'eau, réussit à calmer certaines céphalalgies intenses, et entre autres celles qui existent quelquefois dans les fièvres intermittentes; nous en dirons autant de l'eau de laurier cerise donnée à l'intérieur.

Altérants. Les préparations mercurielles et antimoniales n'ont été employées qu'associées au quinquina. On se rappelle que l'émétique entre dans la composition du *bolus ad quartancum* et dans l'électuaire de Desbois, de Rochefort, où il est décomposé par les matières astringentes du quinquina, pour donner un composé antimonial insoluble, par conséquent non vomitif. Mais l'émétique s'emploie seul 1° quand la fièvre intermittente se complique d'embarras gastriques ; 2° comme moyen perturbateur, alors il réussit quelquefois à empêcher le retour des accès, comme le font les émotions morales vives, des indigestions ou toute autre secousse violente.

Si un grand nombre de succédanés du quinquina ont usurpé une réputation dont il est facile de les dépouiller, il n'en est pas de même des préparations arsenicales, dont les vertus antipériodiques semblent aussi bien établies que celles du sulfate de quinine.

Ce n'est qu'à la fin du 17e et au commencement du 18e siècle que le traitement de la fièvre intermittente par l'arsenic fut connu en Europe.

Gohl parle d'une poudre composée d'acide arsénieux et de nitre, employée par un chirurgien militaire prussien, au traitement des fièvres intermittentes, qui est aussi efficace que dangereuse. Lémery rapporte que les chirurgiens militaires et les charlatans employaient fréquemment en France l'arsenic pour guérir les fièvres intermittentes.

Les premiers travaux importants publiés sur l'emploi de l'arsenic dans le traitement des fièvres intermittentes furent ceux de Hadrien

Slevogt, professeur à Iena (1700), de Melchior Frick à Ulm. Ces médecins prétendaient guérir les fièvres d'accès aussi sûrement qu'avec le quinquina, et observer des récidives moins fréquentes.

A la fin du 18ᵉ siècle (1783), les deux Pleneitz guérirent à l'hôpital de Vienne des milliers de fébricitants, avec 2 à 5 centigram. d'acide arsénieux sans avoir observé un seul accident.

En 1786, Thomas Fowler propageait cette méthode en Angleterre, et guérissait 171 malades sur 240. Willan témoignait hautement de l'efficacité de la solution de Fowler, quand il assurait ne pas connaître de moyen plus certain et plus commode à administrer dans les fièvres intermittentes.

Pearson achevait de populariser l'arsenic en Angleterre, en guérissant, par sa solution, le duc d'York, d'une fièvre qui avait résisté au quinquina. Harles résumait en Allemagne tout ce qui avait été fait sur les propriétés fébrifuges de l'arsenic (1811) ; Brerat en perpétuait l'emploi en Italie, et en France, Valentin, Desgranges, Fodéré, etc., tentaient de répandre un médicament dont l'emploi était vulgaire en Angleterre. Malgré les efforts de quelques médecins, parmi lesquels il faut citer M. Gendrin, la médecine physiologique effraya les praticiens sur l'administration d'un pareil remède, comme sur tant d'autres; et il faut arriver aux beaux travaux de M. Boudin en 1842, pour trouver des règles précises, propres à faciliter l'emploi de ce redoutable agent thérapeutique, et à en assurer le succès. M. Boudin donne l'acide arsénieux en poudre ou en solution.

La solution est formée de 1 gramme de cet acide pour 1,000 grammes d'eau, dissous par une ébullition d'un quart d'heure. La poudre est faite avec 0,05 centigrammes d'acide arsénieux pour 10 grammes de sucre, divisés en 10 paquets. M. Boudin prescrit trois règles importantes pour le traitement.

1ʳᵉ *règle.* Débuter par un vomitif (0,10 centigrammes d'émétique, et 1 gramme d'ipéca), s'il y a de l'embarras gastrique avec suppression ou diminution de l'appétit; revenir au vomitif après la cessation de la fièvre, si l'appétit n'est pas complétement rétabli.

2ᵉ *règle*. Donner l'acide arsénieux à doses fractionnées dans l'apyrexie, de manière que la dernière dose soit prise au moins deux heures avant l'époque présumée de l'accès; proportionner les doses au génie spécial de la fièvre et à la tolérance du sujet. Profiter de la tolérance au début pour donner tout de suite de fortes doses du remède (0,0005, ou 0,001, d'acide arsénieux tous les quarts d'heure). A mesure que la tolérance baisse, ce qui s'annonce par des nausées et de la céphalalgie, et, à un plus haut degré, par des vomissements et de la diarrhée, diminuer les doses et les fractionner davantage. On peut, dans ce cas, administrer la solution en lavement à la dose de 50 grammes (représentant 0,05 de substance active) dans 100 grammes d'eau distillée; ou bien on donne un ou deux paquets de la poudre arsenicale, qui est mieux tolérée que la solution.

Le médicament se donne aussi bien les jours d'accès que ceux d'apyrexie. On en continue l'usage pendant huit jours après la cessation d'une première fièvre, et vingt jours, quarante jours, et même davantage, après les fièvres réitérées ou rebelles.

3ᵉ *règle*. Alimentation substantielle (bœuf, mouton, vin généreux); pas de boissons aqueuses (eau, bière, etc.).

Il nous paraît de la plus haute importance de ne pas perdre de vue la manière dont M. Boudin échelonne ces moyens de traitement. Ce n'est pas là une simple administration de l'acide arsénieux, mais une médication tout entière, dans laquelle on tient un compte énorme non-seulement du fractionnement des doses et de toutes les conditions qui peuvent favoriser la tolérance du remède, mais encore de tout ce qui peut favoriser la reconstitution de la santé générale.

C'est ainsi que, par les vomitifs, on dispose l'estomac à recevoir de bonne heure des aliments, et que l'amélioration de l'état général qui en résulte met le malade plus sûrement à l'abri des accidents consécutifs et des rechutes. La méthode de M. Boudin est supérieure à tous les autres modes d'administration employés jusqu'à ce jour, et le chiffre imposant de 4,000 malades environ, guéris par lui dans les hôpitaux de Marseille, Versailles et Paris, sans qu'il ait eu recours une seule fois au sulfate de quinine, depuis la fin de l'année 1843, est pour ce praticien un motif de conviction auquel il est difficile de faire des objections.

Un grand nombre de médecins civils et militaires ont d'ailleurs confirmé les résultats heureux publiés par M. Boudin.

M. Bailly prétend même avoir observé moins de récidives après l'emploi de l'acide arsénieux qu'après celui du sulfate de quinine. Une autre autorité d'un très-grand poids pour les praticiens judicieux, est celle de M. le professeur Andral, qui n'a, il est vrai, qu'un petit nombre d'observations, mais toutes favorables à l'acide arsénieux. Onze malades ont été guéris de la fièvre intermittente par des doses d'arsenic beaucoup moins fortes que celles qu'administre M. Boudin. Ainsi, au lieu de 0,05 d'acide arsénieux, M. Andral ne donnait que 0,01 à 0,02 de ce médicament.

Malgré des résultats aussi incontestables, la sûreté d'action, la facilité d'administration, et l'inocuité du sufate de quinine, le font préférer à un agent redoutable, dans l'administration duquel la moindre erreur peut avoir pour conséquence la mort par empoisonnement. Cet accident serait d'autant plus à redouter, que la solution arsenicale est à peu près insipide, et que les malades, étant loin de se figurer qu'un médicament doué de propriétés physiques aussi bénignes, puisse tuer, pourraient en doubler ou en tripler les doses, comme cela leur arrive souvent avec d'autres substances, dans le but de hâter leur guérison.

C'est donc pour les fièvres intermittentes rebelles à l'action du quinquina qu'il faut réserver ce puissant agent thérapeutique. Il est également applicable au traitement de ces fièvres larvées (névralgies périodiques), qui parfois ne sont pas influencées par des doses considérables de sulfate de quinine, et cèdent au contraire très-bien à l'emploi du l'acide arsénieux.

9 782019 240714